RICETTE PER

FRIGGITRICE AD ARIA

2021

RICETTE CONTORNI E ANTIPASTI

GUSTOSE E FACILI RICETTE PER PRINCIPIANTI

JENNIFER WILSON

Sommario

Introduzione

Sei sempre alla ricerca di modi più semplici e moderni per cucinare i pasti migliori per te e per tutti i tuoi cari?

Sei costantemente alla ricerca di utili elettrodomestici da cucina che renderanno più divertente il tuo lavoro in cucina?

Bene, non hai più bisogno di cercare! Vi presentiamo oggi il miglior elettrodomestico da cucina disponibile in questi giorni sul mercato: la friggitrice ad aria!

Le friggitrici ad aria sono semplicemente i migliori strumenti da cucina per tanti motivi.

Sei interessato a saperne di più sulle friggitrici ad aria? Quindi, fai attenzione dopo!

Prima di tutto, devi sapere che le friggitrici ad aria sono degli speciali e rivoluzionari elettrodomestici da cucina che cucinano i tuoi cibi sfruttando la circolazione dell'aria calda. Questi strumenti utilizzano una tecnologia speciale chiamata tecnologia rapida dell'aria. Pertanto, tutto il cibo che cucini in queste friggitrici è succulento all'interno e perfettamente cotto all'esterno.

La prossima cosa che devi scoprire sulle friggitrici ad aria è che ti permettono di cucinare, cuocere al forno, cuocere a vapore e arrostire praticamente tutto ciò che puoi immaginare.

Ultimo ma non meno importante, dovresti sapere che le friggitrici ad aria ti aiutano a cucinare i tuoi pasti in un modo molto più sano.
Così tante persone in tutto il mondo si sono appena innamorate di questo fantastico e straordinario strumento e ora tocca a te diventare uno di loro.

Quindi ... per farla breve, ti consigliamo di acquistare subito una friggitrice ad aria e di mettere le mani su questo diario di cucina il prima possibile!

Possiamo assicurarti che tutti i pasti che cucini nella tua friggitrice ad aria saranno così buoni e che tutti ammireranno le tue abilità culinarie da ora uno!

Quindi iniziamo!
Divertiti a cucinare con la tua fantastica friggitrice ad aria!

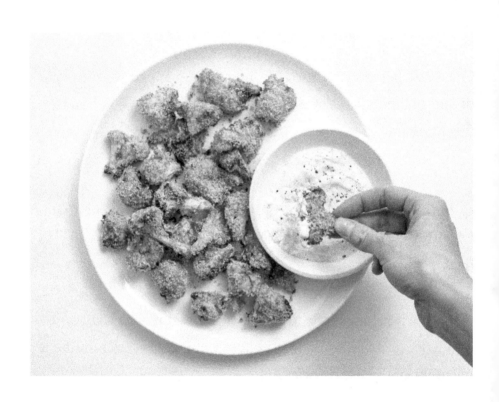

Ricette per contorno e antipasto della friggitrice ad aria

Patatine Fritte Di Zucchine

Tempo di preparazione: 10 minuti Tempo di cottura: 12 minuti Porzioni: 4

Ingredienti:

- 1 zucchina, tagliata a bastoncini medi
- Un filo d'olio d'oliva
- Sale e pepe nero qb
- 2 uova sbattute
- 1 tazza di pangrattato
- ½ tazza di farina

Indicazioni:

1. Mettere la farina in una ciotola e mescolare con sale e pepe e mescolare.
2. Metti il pangrattato in un'altra ciotola.
3. In una terza ciotola mescolate le uova con un pizzico di sale e pepe.
4. Passare le zucchine fritte nella farina, poi nelle uova e alla fine nel pangrattato.

5. Ungi la tua friggitrice ad aria con un po 'di olio d'oliva, riscalda a 400 gradi F, aggiungi le zucchine fritte e cuocile per 12 minuti.

6. Serviteli come contorno.

Godere!

Nutrizione: calorie 172, grassi 3, fibre 3, carboidrati 7, proteine 3

Pomodori alle erbe

Tempo di preparazione: 10 minuti Tempo di cottura: 15 minuti Porzioni: 4

Ingredienti:

- 4 pomodori grandi, tagliati a metà e con l'interno scavati
- Sale e pepe nero qb
- 1 cucchiaio di olio d'oliva
- 2 spicchi d'aglio, tritati
- ½ cucchiaino di timo tritato

Indicazioni:

1. Nella tua friggitrice ad aria, mescola i pomodori con sale, pepe, olio, aglio e timo, mescola e cuoci a 390 gradi F per 15 minuti.
2. Divideteli tra i piatti e serviteli come contorno.

Godere!

Nutrizione: calorie 112, grassi 1, fibre 3, carboidrati 4, proteine 4

Peperoni Arrostiti

Tempo di preparazione: 10 minuti Tempo di cottura: 20 minuti Porzioni: 4

Ingredienti:

- 1 cucchiaio di paprika dolce
- 1 cucchiaio di olio d'oliva
- 4 peperoni rossi, tagliati a listarelle medie
- 4 peperoni verdi, tagliati a listarelle medie
- 4 peperoni gialli, tagliati a listarelle medie
- 1 cipolla gialla, tritata
- Sale e pepe nero qb

Indicazioni:

1. Nella tua friggitrice ad aria, mescola i peperoni rossi con quelli verdi e gialli.

2. Aggiungere la paprika, l'olio, la cipolla, il sale e il pepe, mescolare e cuocere a 350 gradi per 20 minuti.

3. Dividete tra i piatti e servite come contorno.

Godere!

Nutrizione: calorie 142, grassi 4, fibre 4, carboidrati 7, proteine 4

Indivia cremosa

Tempo di preparazione: 10 minuti Tempo di cottura: 10 minuti Porzioni: 6

Ingredienti:

- 6 indivia, mondate e tagliate a metà
- 1 cucchiaino di aglio in polvere
- ½ tazza di yogurt greco
- ½ cucchiaino di curry in polvere
- Sale e pepe nero qb
- 3 cucchiai di succo di limone

Indicazioni:

1. In una ciotola, mescola indivia con aglio in polvere, yogurt, curry in polvere, sale, pepe e succo di limone, mescola, lascia da parte per 10 minuti e trasferisci nella tua friggitrice ad aria preriscaldata a 350 gradi F.

2. Cuocere l'indivia per 10 minuti, dividerla nei piatti e servire come contorno.

Godere!

Nutrizione: calorie 100, grassi 2, fibre 2, carboidrati 7, proteine 4

Deliziose Carote Arrostite

Tempo di preparazione: 10 minuti Tempo di cottura: 20 minuti Porzioni: 4

Ingredienti:

- Carote baby da 1 libbra
- 2 cucchiaini di olio d'oliva
- 1 cucchiaino di erbe della Provenza
- 4 cucchiai di succo d'arancia

Indicazioni:

1. Nel cestello della tua friggitrice, mescola le carote con le erbe di Provenza, l'olio e il succo d'arancia, mescola e cuoci a 320 gradi F per 20 minuti.
2. Dividete tra i piatti e servite come contorno.

Godere!

Nutrizione: calorie 112, grassi 2, fibre 3, carboidrati 4, proteine 3

Funghi Vermouth

Tempo di preparazione: 10 minuti Tempo di cottura: 25 minuti Porzioni: 4

Ingredienti:

- 1 cucchiaio di olio d'oliva
- 2 libbre di funghi bianchi
- 2 cucchiai di vermouth bianco
- 2 cucchiaini di erbe di Provenza
- 2 spicchi d'aglio, tritati

Indicazioni:

1. Nella tua friggitrice ad aria, mescola l'olio con i funghi, le erbe di Provenza e l'aglio, mescola e cuoci a 350 gradi F per 20 minuti.
2. Aggiungere il vermouth, mescolare e cuocere per altri 5 minuti.
3. Dividete tra i piatti e servite come contorno.

Godere!

Nutrizione: calorie 121, grassi 2, fibre 5, carboidrati 7, proteine 4

Pastinaca Arrosto

Tempo di preparazione: 10 minuti Tempo di cottura: 40 minuti Porzioni: 6

Ingredienti:

- 2 libbre di pastinaca, sbucciata e tagliata a pezzi medi
- 2 cucchiai di sciroppo d'acero
- 1 cucchiaio di prezzemolo a scaglie, essiccato
- 1 cucchiaio di olio d'oliva

Indicazioni:

1. Preriscalda la tua friggitrice ad aria a 360 gradi F, aggiungi olio e riscalda anche lui.
2. Aggiungere la pastinaca, i fiocchi di prezzemolo e lo sciroppo d'acero, mescolare e cuocere per 40 minuti.
3. Dividete tra i piatti e servite come contorno.

Godere!

Nutrizione: calorie 124, grassi 3, fibre 3, carboidrati 7, proteine 4

Risotto d'orzo

Tempo di preparazione: 10 minuti Tempo di cottura: 30 minuti Porzioni: 8

Ingredienti:

- 5 tazze di brodo vegetale
- 3 cucchiai di olio d'oliva
- 2 cipolle gialle, tritate
- 2 spicchi d'aglio, tritati
- ¾ libbra d'orzo
- 3 once di funghi, affettati
- 2 once di latte scremato
- 1 cucchiaino di timo, essiccato
- 1 cucchiaino di dragoncello essiccato
- Sale e pepe nero qb
- 2 libbre di patate dolci, sbucciate e tritate

Indicazioni:

1. Mettere il brodo in una pentola, aggiungere l'orzo, mescolare, portare a ebollizione a fuoco medio e cuocere per 15 minuti.

2. Riscalda la tua friggitrice ad aria a 350 gradi F, aggiungi olio e scaldala.

3. Aggiungere l'orzo, le cipolle, l'aglio, i funghi, il latte, il sale, il pepe, il dragoncello e la patata dolce, mescolare e cuocere per altri 15 minuti.

4. Dividete tra i piatti e servite come contorno.

Godere!

Nutrizione: calorie 124, grassi 4, fibre 4, carboidrati 6, proteine 4

Barbabietole glassate

Tempo di preparazione: 10 minuti Tempo di cottura: 40 minuti Porzioni: 8

Ingredienti:

- 3 libbre di barbabietole piccole, tagliate
- 4 cucchiai di sciroppo d'acero
- 1 cucchiaio di grasso d'anatra

Indicazioni:

1. Riscalda la tua friggitrice ad aria a 360 gradi F, aggiungi il grasso d'anatra e scaldalo.
2. Aggiungere le barbabietole e lo sciroppo d'acero, mescolare e cuocere per 40 minuti.
3. Dividete tra i piatti e servite come contorno.

Godere!

Nutrizione: calorie 121, grassi 3, fibre 2, carboidrati 3, proteine 4

Risotto Alla Birra

Tempo di preparazione: 10 minuti Tempo di cottura: 30 minuti Porzioni: 4

Ingredienti:

- 2 cucchiai di olio d'oliva
- 2 cipolle gialle, tritate
- 1 tazza di funghi, affettati
- 1 cucchiaino di basilico, essiccato
- 1 cucchiaino di origano, essiccato
- 1 tazza e ½ di riso
- 2 tazze di birra
- 2 tazze di brodo di pollo
- 1 cucchiaio di burro
- ½ tazza di parmigiano grattugiato

Indicazioni:

1. In un piatto adatto alla tua friggitrice ad aria, mescola l'olio con le cipolle, i funghi, il basilico e l'origano e mescola.

2. Aggiungere il riso, la birra, il burro, il brodo e il burro, mescolare di nuovo, mettere nel cestello della friggitrice e cuocere a 350 gradi per 30 minuti.

3. Dividere tra i piatti e servire con sopra il parmigiano grattugiato come contorno.

Godere!

Nutrizione: calorie 142, grassi 4, fibre 4, carboidrati 6, proteine 4

riso al cavolfiore

Tempo di preparazione: 10 minuti Tempo di cottura: 40 minuti Porzioni: 8

Ingredienti:

- 1 cucchiaio di olio di arachidi
- 1 cucchiaio di olio di sesamo
- 4 cucchiai di salsa di soia
- 3 spicchi d'aglio, tritati
- 1 cucchiaio di zenzero, grattugiato
- Succo di ½ limone
- 1 testa di cavolfiore, fatta soffriggere
- 9 once di castagne d'acqua, scolate
- ¾ tazza di piselli
- 15 once di funghi, tritati
- 1 uovo, sbattuto

Indicazioni:

1. Nella tua friggitrice ad aria, mescola il riso al cavolfiore con olio di arachidi, olio di sesamo, salsa di soia, aglio, zenzero e succo di limone, mescola, copri e cuoci a 350 gradi F per 20 minuti.

2. Aggiungere le castagne, i piselli, i funghi e l'uovo, mescolare e cuocere a 360 gradi per altri 20 minuti.

3. Dividete tra i piatti e servite per colazione.

Godere!

Nutrizione: calorie 142, grassi 3, fibre 2, carboidrati 6, proteine 4

Carote e Rabarbaro

Tempo di preparazione: 10 minuti Tempo di cottura: 40 minuti Porzioni: 4

Ingredienti:

- Carote baby da 1 libbra
- 2 cucchiaini di olio di noci
- 1 libbra di rabarbaro, tritato grossolanamente
- 1 arancia, sbucciata, tagliata a spicchi medi e la scorza grattugiata
- ½ tazza di noci, tagliate a metà
- ½ cucchiaino di stevia

Indicazioni:

1. Metti l'olio nella tua friggitrice ad aria, aggiungi le carote, saltale e friggetele a 380 gradi F per 20 minuti.

2. Aggiungere il rabarbaro, la scorza d'arancia, la stevia e le noci, mescolare e cuocere per altri 20 minuti.

3. Aggiungere gli spicchi d'arancia, mescolare e servire come contorno.

Godere!

Nutrizione: calorie 172, grassi 2, fibre 3, carboidrati 4, proteine 4

Melanzane Arrosto

Tempo di preparazione: 10 minuti Tempo di cottura: 20 minuti Porzioni: 6

Ingredienti:

- 1 e ½ libbra di melanzane, a cubetti
- 1 cucchiaio di olio d'oliva
- 1 cucchiaino di aglio in polvere
- 1 cucchiaino di cipolla in polvere
- 1 cucchiaino di sommacco
- 2 cucchiaini di za'atar
- Succo di ½ limone
- 2 foglie di alloro

Indicazioni:

1. Nella tua friggitrice ad aria, mescola i cubetti di melanzane con olio, aglio in polvere, cipolla in polvere, sommacco, za'atar, succo di limone e foglie di alloro, mescola e cuoci a 370 gradi F per 20 minuti.
2. Dividete tra i piatti e servite come contorno.

Godere!

Nutrizione: calorie 172, grassi 4, fibre 7, carboidrati 12, proteine 3

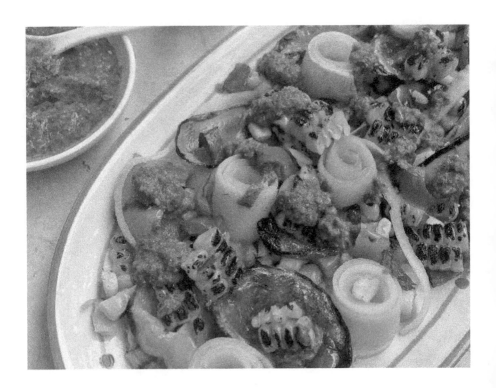

Deliziosi Broccoli Fritti All'aria

Tempo di preparazione: 10 minuti Tempo di cottura: 20 minuti Porzioni: 4

Ingredienti:

- 1 cucchiaio di grasso d'anatra
- 1 testa di broccolo, fiori separati
- 3 spicchi d'aglio, tritati
- Succo di ½ limone
- 1 cucchiaio di semi di sesamo

Indicazioni:

1. Riscalda la tua friggitrice ad aria a 350 gradi F, aggiungi anche il grasso d'anatra e riscalda.
2. Aggiungere i broccoli, l'aglio, il succo di limone e i semi di sesamo, mescolare e cuocere per 20 minuti.
3. Dividete tra i piatti e servite come contorno.

Godere!

Nutrizione: calorie 132, grassi 3, fibre 3, carboidrati 6, proteine 4

Contorno Di Anelli Di Cipolla

Tempo di preparazione: 10 minuti Tempo di cottura: 10 minuti Porzioni: 3

Ingredienti:

- 1 cipolla tagliata a fettine medie e anelli separati
- 1 tazza e ¼ di farina bianca
- Un pizzico di sale
- 1 uovo
- 1 tazza di latte
- 1 cucchiaino di lievito in polvere
- ¾ tazza di pangrattato

Indicazioni:

1. In una ciotola, mescolare la farina con il sale e il lievito, mescolare, cospargere gli anelli di cipolla in questo composto e metterli su un piatto separato.

2. Aggiungere il latte e l'uovo alla farina e mescolare bene.

3. Immergi gli anelli di cipolla in questo composto, trascinali nel pangrattato, mettili nel cestello della tua friggitrice e cuocili a 360 gradi per 10 minuti.

4. Dividete tra i piatti e servite come contorno per una bistecca.

Godere!

Nutrizione: calorie 140, grassi 8, fibre 20, carboidrati 12, proteine 3

Contorno Di Riso E Salsiccia

Tempo di preparazione: 10 minuti Tempo di cottura: 20 minuti Porzioni: 4

Ingredienti:

- 2 tazze di riso bianco, già bollito
- 1 cucchiaio di burro
- Sale e pepe nero qb
- 4 spicchi d'aglio, tritati
- 1 salsiccia di maiale tritata
- 2 cucchiai di carota, tritata
- 3 cucchiai di formaggio cheddar, grattugiato
- 2 cucchiai di mozzarella, sminuzzata

Indicazioni:

1. Riscaldare la friggitrice ad aria a 350 gradi F, aggiungere il burro, scioglierlo, aggiungere l'aglio, mescolare e far rosolare per 2 minuti.

2. Aggiungere la salsiccia, il sale, il pepe, le carote e il riso, mescolare e cuocere a 350 gradi per 10 minuti.

3. Aggiungere il cheddar e la mozzarella, mescolare, dividere tra i piatti e servire come contorno.

Godere!

Nutrizione: calorie 240, grassi 12, fibre 5, carboidrati 20, proteine 13

Tortini Di Patate

Tempo di preparazione: 10 minuti Tempo di cottura: 8 minuti

Porzioni: 4

Ingredienti:

- 4 patate, tagliate a cubetti, lessate e schiacciate
- 1 tazza di parmigiano, grattugiato
- Sale e pepe nero qb
- Un pizzico di noce moscata
- 2 tuorli d'uovo
- 2 cucchiai di farina bianca
- 3 cucchiai di erba cipollina tritata

Per la panatura:

- ¼ di tazza di farina bianca
- 3 cucchiai di olio vegetale
- 2 uova sbattute
- ¼ di tazza di pangrattato

Indicazioni:

1. In una ciotola mescolate il purè di patate con tuorli d'uovo, sale, pepe, noce moscata, parmigiano, erba

cipollina e 2 cucchiai di farina, mescolate bene, formate delle torte medie e disponetele su un piatto.

2. In un'altra ciotola, mescolare l'olio vegetale con il pangrattato e mescolare ,.

3. Mettere le uova sbattute in una terza ciotola e ¼ di tazza di farina in una quarta.

4. Immergete le torte nella farina, poi nelle uova e alla fine nel pangrattato, mettetele nel cestello della vostra friggitrice, cuocetele a 390 ° C per 8 minuti, dividetele tra i piatti e servite come contorno.

Godere!

Nutrizione: calorie 140, grassi 3, fibre 4, carboidrati 17, proteine 4

Patatine Fritte Semplici

Tempo di preparazione: 30 minuti Tempo di cottura: 30 minuti Porzioni: 4

Ingredienti:

- 4 patate, strofinate, sbucciate a scaglie sottili, messe a bagno in acqua per 30 minuti, scolate e asciugate
- Salare il gusto
- 1 cucchiaio di olio d'oliva
- 2 cucchiaini di rosmarino tritato

Indicazioni:

1. In una ciotola, mescolare le patatine fritte con sale e olio per ricoprire, metterle nel cestello della friggitrice e cuocere a 330 gradi per 30 minuti.
2. Dividete tra i piatti, cospargete di rosmarino e servite come contorno.

Godere!

Nutrizione: calorie 200, grassi 4, fibre 4, carboidrati 14, proteine 5

Patate di avocado

Tempo di preparazione: 10 minuti Tempo di cottura: 10 minuti Porzioni: 4

Ingredienti:

- 1 avocado, snocciolato, sbucciato, affettato e tagliato a patate fritte medie
- Sale e pepe nero qb
- ½ tazza di pangrattato panko
- 1 cucchiaio di succo di limone
- 1 uovo, sbattuto
- 1 cucchiaio di olio d'oliva

Indicazioni:

1. In una ciotola, mescola il panko con sale e pepe e mescola.

2. In un'altra ciotola mescolate l'uovo con un pizzico di sale e sbattete.

3. In una terza ciotola, mescolare le patatine fritte di avocado con succo di limone e olio e mescolare.

4. Immergere le patatine fritte nell'uovo, poi nel panko, metterle nel cestello della friggitrice e cuocere a 390 gradi F per 10 minuti, agitando a metà.

5. Dividete tra i piatti e servite come contorno.

Godere!

Nutrizione: calorie 130, grassi 11, fibre 3, carboidrati 16, proteine 4

Veggie Fries

Tempo di preparazione: 10 minuti Tempo di cottura: 30 minuti Porzioni: 4

Ingredienti:

- 4 pastinache, tagliate a bastoncini medi
- 2 patate dolci tagliate a bastoncini medi
- 4 carote miste tagliate a bastoncini medi
- Sale e pepe nero qb
- 2 cucchiai di rosmarino tritato
- 2 cucchiai di olio d'oliva
- 1 cucchiaio di farina
- ½ cucchiaino di aglio in polvere

Indicazioni:

1. Mettere le patatine fritte in una ciotola, aggiungere olio, aglio in polvere, sale, pepe, farina e rosmarino e mescolare per ricoprire.
2. Metti le patate dolci nella tua friggitrice ad aria preriscaldata, cuocile per 10 minuti a 350 gradi F e trasferiscile su un vassoio.

3. Metti le patate fritte di pastinaca nella tua friggitrice ad aria, cuoci per 5 minuti e trasferiscile sulle patate fritte.
4. Metti le patate fritte di carote nella tua friggitrice ad aria, cuoci per 15 minuti a 350 gradi F e trasferisci sul piatto con le altre patatine fritte.
5. Dividere le patatine fritte vegetariane sui piatti e servirle come contorno.

Godere!

Nutrizione: calorie 100, grassi 0, fibre 4, carboidrati 7, proteine 4

Cavolo cremoso fritto all'aria

Tempo di preparazione: 10 minuti Tempo di cottura: 20 minuti Porzioni: 4

Ingredienti:

- 1 testa di cavolo verde, tritata
- 1 cipolla gialla, tritata
- Sale e pepe nero qb
- 4 fette di pancetta tritate
- 1 tazza di panna montata
- 2 cucchiai di amido di mais

Indicazioni:

1. Metti cavolo, pancetta e cipolla nella friggitrice ad aria.
2. In una ciotola mescolare la maizena con la panna, il sale e il pepe, mescolare e aggiungere sopra il cavolo cappuccio.
3. Mescolare, cuocere a 400 gradi F per 20 minuti, dividere tra i piatti e servire come contorno.

Godere!

Nutrizione: calorie 208, grassi 10, fibre 3, carboidrati 16, proteine 5

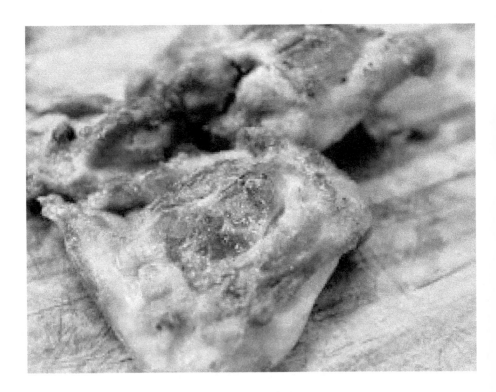

Patatine tortilla

Tempo di preparazione: 10 minuti Tempo di cottura: 6 minuti Porzioni: 4

Ingredienti:

- 8 tortillas di mais, tagliate a triangoli
- Sale e pepe nero qb
- 1 cucchiaio di olio d'oliva
- Un pizzico di aglio in polvere
- Un pizzico di paprika dolce

Indicazioni:

1. In una ciotola, mescolare le tortilla chips con l'olio, aggiungere sale, pepe, aglio in polvere e paprika, mescolare bene, metterle nel cestello della friggitrice e cuocerle a 400 gradi F per 6 minuti.
2. Serviteli come contorno per un piatto di pesce.

Godere!

Nutrizione: calorie 53, grassi 1, fibre 1, carboidrati 6, proteine 4

Crocchette di zucchine

Tempo di preparazione: 10 minuti Tempo di cottura: 10 minuti Porzioni: 4

Ingredienti:

- 1 carota, grattugiata
- 1 zucchina, grattugiata
- 2 fette di pane, sbriciolate
- 1 uovo
- Sale e pepe nero qb
- ½ cucchiaino di paprika dolce
- 1 cucchiaino di aglio, tritato
- 2 cucchiai di parmigiano grattugiato
- 1 cucchiaio di farina di mais

Indicazioni:

1. Mettere le zucchine in una ciotola, aggiustare di sale, lasciare da parte per 10 minuti, strizzare l'acqua in eccesso e trasferirle in un'altra ciotola.

2. Aggiungere le carote, il sale, il pepe, la paprika, l'aglio, la farina, il parmigiano, l'uovo e il pangrattato, mescolare bene, formare 8 crocchette, metterle nella friggitrice e cuocere a 360 gradi per 10 minuti.

3. Dividete tra i piatti e servite come contorno

Godere!

Nutrizione: calorie 100, grassi 3, fibre 1, carboidrati 7, proteine 4

Patate Cremose

Tempo di preparazione: 10 minuti Tempo di cottura: 20 minuti Porzioni: 4

Ingredienti:

- 1 ½ libbra di patate, sbucciate e tagliate a cubetti
- 2 cucchiai di olio d'oliva
- Sale e pepe nero qb
- 1 cucchiaio di paprika piccante
- 1 tazza di yogurt greco

Indicazioni:

1. Mettere le patate in una ciotola, aggiungere l'acqua fino a coprire, lasciare da parte per 10 minuti, scolarle, asciugarle tamponando, trasferirle in un'altra ciotola, aggiungere sale, pepe, la paprika e metà dell'olio e saltarle bene.
2. Metti le patate nel cestello della tua friggitrice e cuoci a 360 gradi per 20 minuti.
3. In una ciotola mescolate lo yogurt con sale, pepe e il resto dell'olio e frullate.
4. Dividere le patate nei piatti, condire con condimento allo yogurt, saltarle e servire come contorno.

Godere!

Nutrizione: calorie 170, grassi 3, fibre 5, carboidrati 20, proteine 5

Torte Di Funghi

**Tempo di preparazione: 10 minuti Tempo di cottura: 8 minuti
Porzioni: 8**

Ingredienti:

- 4 once di funghi, tritati
- 1 cipolla gialla, tritata
- Sale e pepe nero qb
- ½ cucchiaino di noce moscata, macinata
- 2 cucchiai di olio d'oliva
- 1 cucchiaio di burro
- 1 cucchiaio e ½ di farina
- 1 cucchiaio di pangrattato
- 14 once di latte

Indicazioni:

1. Scaldare una padella con il burro a fuoco medio alto, aggiungere cipolla e funghi, mescolare, cuocere per 3 minuti, aggiungere la farina, mescolare ancora e togliere dal fuoco.

2. Aggiungete poco alla volta il latte, il sale, il pepe e la noce moscata, mescolate e lasciate raffreddare completamente.

3. In una ciotola mescolate l'olio con il pangrattato e la frusta.

4. Prendi cucchiaiate di ripieno di funghi, aggiungi al composto di pangrattato, ricopri bene, forma le polpette da questo composto, mettile nel cestello della tua friggitrice e cuoci a 400 gradi F per 8 minuti.

5. Dividete tra i piatti e servite come contorno per una bistecca

Godere!

Nutrizione: calorie 192, grassi 2, fibre 1, carboidrati 16, proteine 6

Contorno Cremoso Di Peperoni Arrosto

Tempo di preparazione: 10 minuti Tempo di cottura: 10 minuti Porzioni: 4

Ingredienti:

- 1 cucchiaio di succo di limone
- 1 peperone rosso
- 1 peperone verde
- 1 peperone giallo
- 1 cespo di lattuga, tagliato a listarelle
- 1 oncia di foglie di rucola
- Sale e pepe nero qb
- 3 cucchiai di yogurt greco
- 2 cucchiai di olio d'oliva

Indicazioni:

1. Mettere i peperoni nel cestello della friggitrice, cuocere a 400 gradi per 10 minuti, trasferire in una ciotola, lasciare da parte per 10 minuti, sbucciarli, scartare i semi, tagliarli a strisce, trasferire in una ciotola più grande, aggiungere le foglie di rucola e strisce di lattuga e mescolare.

2. In una ciotola mescolate l'olio con il succo di limone, lo yogurt, il sale e il pepe e sbattete bene.

3. Aggiungere questo sopra il composto di peperoni, mescolare per ricoprire, dividere tra i piatti e servire come contorno di insalata.

Godere!

Nutrizione: calorie 170, grassi 1, fibre 1, carboidrati 2, proteine 6

Contorno vegetariano greco

**Tempo di preparazione: 10 minuti Tempo di cottura: 45 minuti
Porzioni: 4**

Ingredienti:

- 1 melanzana a fette
- 1 zucchina, a fette
- 2 peperoni rossi, tritati
- 2 spicchi d'aglio, tritati
- 3 cucchiai di olio d'oliva
- 1 foglia di alloro
- 1 molla di timo, tritata
- 2 cipolle, tritate
- 4 pomodori, tagliati in quarti
- Sale e pepe nero qb

Indicazioni:

1. Nella tua padella ad aria, mescola le fette di melanzane con quelle di zucchine, peperoni, aglio, olio, alloro, timo, cipolle, pomodori, sale e pepe, mescola e cuoci a 300 gradi F per 35 minuti.
2. Dividete tra i piatti e servite come contorno.

Godere!

Nutrizione: calorie 200, grassi 1, fibre 3, carboidrati 7, proteine 6

Contorno di zucca gialla e zucchine

Tempo di preparazione: 10 minuti Tempo di cottura: 35 minuti Porzioni: 4

Ingredienti:

- 6 cucchiaini di olio d'oliva
- 1 libbra di zucchine, a fette
- ½ libbra di carote, a cubetti
- 1 zucca gialla, tagliata a metà, privata dei semi e tagliata a pezzi
- Sale e pepe bianco qb
- 1 cucchiaio di dragoncello tritato

Indicazioni:

1. Nel cestello della tua friggitrice, mescola le zucchine con le carote, la zucca, il sale, il pepe e l'olio, mescola bene e cuoci a 400 gradi F per 25 minuti.
2. Divideteli nei piatti e servite come contorno con una spolverata di dragoncello.

Godere!

Nutrizione: calorie 160, grassi 2, fibre 1, carboidrati 5, proteine 5

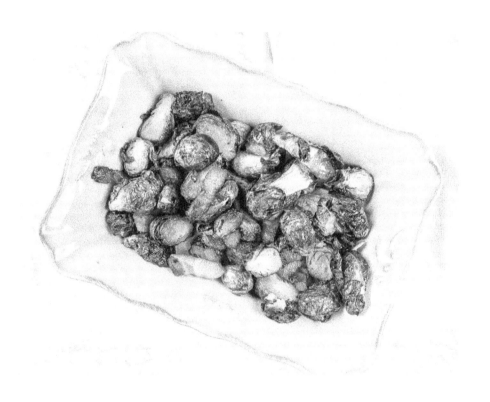

Contorno Di Cavolfiore Aromatizzato

Tempo di preparazione: 10 minuti Tempo di cottura: 10 minuti Porzioni: 4

Ingredienti:

- 12 cimette di cavolfiore, al vapore
- Sale e pepe nero qb
- ¼ di cucchiaino di curcuma in polvere
- 1 cucchiaino e mezzo di peperoncino rosso in polvere
- 1 cucchiaio di zenzero, grattugiato
- 2 cucchiaini di succo di limone
- 3 cucchiai di farina bianca
- 2 cucchiai d'acqua
- Spray da cucina
- ½ cucchiaino di farina di mais

Indicazioni:

1. In una ciotola, mescola il peperoncino in polvere con la curcuma in polvere, la pasta di zenzero, il sale, il pepe, il succo di limone, la farina bianca, la farina di mais e l'acqua, mescola, aggiungi il cavolfiore, mescola bene e trasferiscili nel cestello della tua friggitrice.

2. Ricoprirli con uno spray da cucina, cuocerli a 400 gradi per 10 minuti, dividerli tra i piatti e servire come contorno.

Godere!

Nutrizione: calorie 70, grassi 1, fibre 2, carboidrati 12, proteine 3

Crema di Patate al Cocco es

Tempo di preparazione: 10 minuti Tempo di cottura: 20 minuti Porzioni: 4

Ingredienti:

- 2 uova sbattute
- Sale e pepe nero qb
- 1 cucchiaio di formaggio cheddar, grattugiato
- 1 cucchiaio di farina
- 2 patate, affettate
- 4 once di crema di cocco

Indicazioni:

1. Metti le fette di patate nel cestello della tua friggitrice e cuoci a 360 gradi per 10 minuti.

2. Nel frattempo, in una ciotola, mescolate le uova con la crema di cocco, sale, pepe e farina.

3. Disporre le patate nella padella della friggitrice, aggiungere sopra di esse la crema di cocco, cospargere di formaggio, tornare nel cestello della friggitrice e cuocere a 400 gradi per altri 10 minuti.

4. Dividete tra i piatti e servite come contorno.

Godere!

Nutrizione: calorie 170, grassi 4, fibre 1, carboidrati 15, proteine 17

Spicchi Di Cipolla Cajun

Tempo di preparazione: 10 minuti Tempo di cottura: 15 minuti Porzioni: 4

Ingredienti:

- 2 cipolle bianche grandi, tagliate a spicchi
- Sale e pepe nero qb
- 2 uova
- ¼ di tazza di latte
- 1/3 di tazza di panko
- Un filo d'olio d'oliva
- 1 cucchiaino e mezzo di paprika
- 1 cucchiaino di aglio in polvere
- ½ cucchiaino di condimento Cajun

Indicazioni:

1. In una ciotola, mescola il panko con il condimento Cajun e l'olio e mescola.
2. In un'altra ciotola mescolate l'uovo con il latte, il sale e il pepe e mescolate.
3. Cospargere gli spicchi di cipolla con la paprika e l'aglio in polvere, immergerli nel mix di uova, poi nel

pangrattato mescolare, mettere nel cestello della friggitrice, cuocere a 360 gradi per 10 minuti, capovolgere e cuocere per altri 5 minuti.

4. Dividete tra i piatti e servite come contorno.

Godere!

Nutrizione: calorie 200, grassi 2, fibre 2, carboidrati 14, proteine 7

Pilaf di riso selvatico

Tempo di preparazione: 10 minuti Tempo di cottura: 25 minuti Porzioni: 12

Ingredienti:

- 1 scalogno, tritato
- 1 cucchiaino di aglio, tritato
- Un filo d'olio d'oliva
- 1 tazza di farro
- ¾ tazza di riso selvatico
- 4 tazze di brodo di pollo
- Sale e pepe nero qb
- 1 cucchiaio di prezzemolo tritato
- ½ tazza di nocciole, tostate e tritate
- ¾ tazza di ciliegie, essiccate
- Erba cipollina tritata per servire

Indicazioni:

1. In un piatto adatto alla tua friggitrice ad aria, mescola lo scalogno con aglio, olio, faro, riso selvatico, brodo, sale, pepe, prezzemolo, nocciole e ciliegie, mescola, metti nel cestello della friggitrice e cuoci a 350 gradi F per 25 minuti .

2. Dividete tra i piatti e servite come contorno.

Godere!

Nutrizione: calorie 142, grassi 4, fibre 4, carboidrati 16, proteine 4

Riso Alla Zucca

Tempo di preparazione: 5 minuti Tempo di cottura: 30 minuti

Porzioni: 4

Ingredienti:

- 2 cucchiai di olio d'oliva
- 1 cipolla gialla piccola, tritata
- 2 spicchi d'aglio, tritati
- 12 once di riso bianco
- 4 tazze di brodo di pollo
- 6 once di purea di zucca
- ½ cucchiaino di noce moscata
- 1 cucchiaino di timo, tritato
- ½ cucchiaino di zenzero grattugiato
- ½ cucchiaino di cannella in polvere
- ½ cucchiaino di pimento
- 4 once di panna

Indicazioni:

1. In un piatto adatto alla tua friggitrice ad aria, mescola olio con cipolla, aglio, riso, brodo, purea di zucca, noce moscata, timo, zenzero, cannella, pimento e panna, mescola bene, metti nel cestello della tua friggitrice e cuoci a 360 gradi F. per 30 minuti.

2. Dividete tra i piatti e servite come contorno.

Godere!

Nutrizione: calorie 261, grassi 6, fibre 7, carboidrati 29, proteine 4

Riso Vegetariano Colorato

Tempo di preparazione: 10 minuti Tempo di cottura: 25 minuti Porzioni: 4

Ingredienti:

- 2 tazze di riso basmati
- 1 tazza di carote miste, piselli, mais e fagiolini
- 2 tazze d'acqua
- ½ cucchiaino di peperoncino verde, tritato
- ½ cucchiaino di zenzero grattugiato
- 3 spicchi d'aglio, tritati
- 2 cucchiai di burro
- 1 cucchiaino di cannella in polvere
- 1 cucchiaio di semi di cumino
- 2 foglie di alloro
- 3 chiodi di garofano interi
- 5 grani di pepe nero
- 2 cardamomi interi
- 1 cucchiaio di zucchero
- Sale qb

Indicazioni:

1. Metti l'acqua in una pirofila adatta alla tua friggitrice ad aria, aggiungi riso, verdure miste, peperoncino verde, zenzero grattugiato, spicchi d'aglio, cannella, chiodi di garofano, burro, semi di cumino, foglie di alloro, cardamomo, pepe nero in grani, sale e zucchero, mescolare, mettere nel cestello della friggitrice e cuocere a 370 gradi F per 25 minuti.
2. Dividete tra i piatti e servite come contorno.

Godere!

Nutrizione: calorie 283, grassi 4, fibre 8, carboidrati 34, proteine 14

Casseruola Di Patate

Tempo di preparazione: 15 minuti Tempo di cottura: 40 minuti Porzioni: 4

Ingredienti:

- 3 libbre di patate dolci, strofinate
- ¼ di tazza di latte
- ½ cucchiaino di noce moscata, macinata
- 2 cucchiai di farina bianca
- ¼ di cucchiaino di pimento, macinato
- Sale qb

Per la farcitura:

- ½ tazza di farina di mandorle
- ½ tazza di noci, ammollate, scolate e macinate
- ¼ di tazza di noci pecan, ammollate, scolate e macinate
- ¼ di tazza di cocco, sminuzzato
- 1 cucchiaio di semi di chia
- ¼ di tazza di zucchero
- 1 cucchiaino di cannella in polvere
- 5 cucchiai di burro

Indicazioni:

1. Metti le patate nel cestello della tua friggitrice ad aria, bucherellale con una forchetta e cuocile a 360 gradi per 30 minuti.

2. Nel frattempo, in una ciotola, mescolare la farina di mandorle con le noci pecan, le noci, ¼ di tazza di cocco, ¼ di tazza di zucchero, semi di chia, 1 cucchiaino di cannella e il burro e mescolare il tutto.

3. Trasferisci le patate su un tagliere, raffreddale, sbucciale e mettile in una teglia adatta alla tua friggitrice ad aria.

4. Aggiungere il latte, la farina, il sale, la noce moscata e il pimento e mescolare

5. Aggiungi il mix di crumble che hai preparato in precedenza sopra, metti il piatto nel cestello della friggitrice e cuoci a 400 gradi F per 8 minuti.

6. Dividete tra i piatti e servite come contorno.

Godere!

Nutrizione: calorie 162, grassi 4, fibre 8, carboidrati 18, proteine 4

Carciofi Limoni

Tempo di preparazione: 10 minuti Tempo di cottura: 15 minuti Porzioni: 4

Ingredienti:

- 2 carciofi medi, mondati e tagliati a metà
- Spray da cucina
- 2 cucchiai di succo di limone
- Sale e pepe nero qb

Indicazioni:

1. Ungete la vostra friggitrice ad aria con spray da cucina, aggiungete i carciofi, un filo di succo di limone e una spolverata di sale e pepe nero e cuoceteli a 380 gradi per 15 minuti.
2. Divideteli nei piatti e servite come contorno.

Godere!

Nutrizione: calorie 121, grassi 3, fibre 6, carboidrati 9, proteine 4

Delizia di cavolfiore e broccoli

**Tempo di preparazione: 10 minuti Tempo di cottura: 7 minuti
Porzioni: 4**

Ingredienti:

- 2 teste di cavolfiore separate e cotte al vapore
- 1 testa di broccolo, cimette separate e cotte al vapore
- Scorza di 1 arancia, grattugiata
- Succo di 1 arancia
- Un pizzico di peperoncino in scaglie
- 4 acciughe
- 1 cucchiaio di capperi, tritati
- Sale e pepe nero qb
- 4 cucchiai di olio d'oliva

Indicazioni:

1. In una ciotola mescolare la scorza d'arancia con il succo d'arancia, i fiocchi di pepe, le acciughe, il sale dei capperi, il pepe e l'olio d'oliva e frullare bene.
2. Aggiungere i broccoli e il cavolfiore, mescolare bene, trasferirli nel cestello della friggitrice e cuocere a 400 gradi per 7 minuti.
3. Dividete tra i piatti e servite come contorno con una spruzzata di vinaigrette all'arancia.

Godere!

Nutrizione: calorie 300, grassi 4, fibre 7, carboidrati 28, proteine 4

Spicchi Di Barbabietola All'aglio

Tempo di preparazione: 10 minuti Tempo di cottura: 15 minuti Porzioni: 4

Ingredienti:

- 4 barbabietole, lavate, pelate e tagliate a spicchi larghi
- 1 cucchiaio di olio d'oliva
- Sale e nero al gusto
- 2 spicchi d'aglio, tritati
- 1 cucchiaino di succo di limone

Indicazioni:

1. In una ciotola, mescola le barbabietole con olio, sale, pepe, aglio e succo di limone, mescola bene, trasferisci nel cestello della tua friggitrice e cuocile a 400 gradi F per 15 minuti.
2. Dividete gli spicchi di barbabietola sui piatti e servite come contorno.

Godere!

Nutrizione: calorie 182, grassi 6, fibre 3, carboidrati 8, proteine 2

Cavolo Rosso Fritto

Tempo di preparazione: 10 minuti Tempo di cottura: 15 minuti Porzioni: 4

Ingredienti:

- 4 spicchi d'aglio, tritati
- ½ tazza di cipolla gialla, tritata
- 1 cucchiaio di olio d'oliva
- 6 tazze di cavolo rosso, tritato
- 1 tazza di brodo vegetale
- 1 cucchiaio di aceto di mele
- 1 tazza di salsa di mele
- Sale e pepe nero qb

Indicazioni:

1. In un piatto resistente al calore che si adatta alla tua friggitrice ad aria, mescola il cavolo con cipolla, aglio, olio, brodo, aceto, salsa di mele, sale e pepe, mescola molto bene, metti il piatto nel cestello della tua friggitrice e cuoci a 380 gradi F per 15 minuti .

2. Dividete tra i piatti e servite come contorno.

Godere!

Nutrizione: calorie 172, grassi 7, fibre 7, carboidrati 14, proteine 5

Carciofi e salsa di dragoncello

Tempo di preparazione: 10 minuti Tempo di cottura: 18 minuti Porzioni: 4

Ingredienti:

- 4 carciofi, mondati
- 2 cucchiai di dragoncello tritato
- 2 cucchiai di brodo di pollo
- Scorza di limone di 2 limoni, grattugiata
- 2 cucchiai di succo di limone
- 1 gambo di sedano, tritato
- ½ tazza di olio d'oliva
- Sale qb

Indicazioni:

1. Nel tuo robot da cucina, mescola dragoncello, brodo di pollo, scorza di limone, succo di limone, sedano, sale e olio d'oliva e frulla molto bene.

2. In una ciotola, mescolare i carciofi con dragoncello e salsa al limone, mescolare bene, trasferirli nel cestello della friggitrice e cuocere a 380 gradi per 18 minuti.

3. Dividete i carciofi nei piatti, irrorate con il resto della salsa e servite come contorno.

Godere!

Nutrizione: calorie 215, grassi 3, fibre 8, carboidrati 28, proteine 6

Contorno di cavoletti di Bruxelles e semi di melograno

Tempo di preparazione: 5 minuti Tempo di cottura: 10 minuti

Porzioni: 4

Ingredienti:

- 1 libbra di cavoletti di Bruxelles, tagliati e tagliati a metà
- Sale e pepe nero qb
- 1 tazza di semi di melograno
- ¼ di tazza di pinoli, tostati
- 1 cucchiaio di olio d'oliva
- 2 cucchiai di brodo vegetale

Indicazioni:

1. In un piatto resistente al calore che si adatta alla tua friggitrice ad aria, mescola i cavoletti di Bruxelles con sale, pepe, semi di melograno, pinoli, olio e brodo, mescola, metti nel cestello della tua friggitrice e cuoci a 390 gradi F per 10 minuti.
2. Dividete tra i piatti e servite come contorno.

Godere!

Nutrizione: calorie 152, grassi 4, fibre 7, carboidrati 12, proteine 3

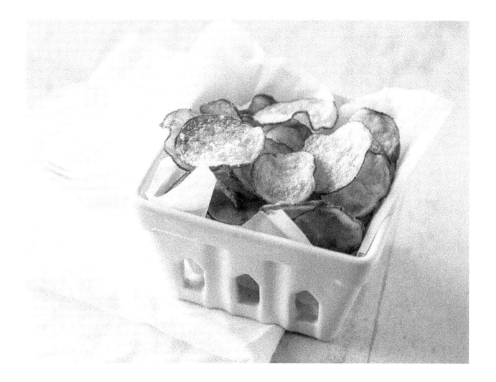

Cavolini di Bruxelles e patate croccanti

Tempo di preparazione: 10 minuti Tempo di cottura: 8 minuti

Porzioni: 4

Ingredienti:

- 1 e ½ libbra di cavoletti di Bruxelles, lavati e mondati
- 1 tazza di patate novelle, tritate
- 1 cucchiaio e ½ di pangrattato
- Sale e pepe nero qb
- 1 cucchiaio e ½ di burro

Indicazioni:

1. Mettere i cavoletti di Bruxelles e le patate nella padella della friggitrice, aggiungere il pangrattato, il sale, il pepe e il burro, mescolare bene e cuocere a 400 gradi per 8 minuti.
2. Dividete tra i piatti e servite come contorno.

Godere!

Nutrizione: calorie 152, grassi 3, fibre 7, carboidrati 17, proteine 4

Bocconcini di pollo al cocco

Tempo di preparazione: 10 minuti Tempo di cottura: 13 minuti Porzioni: 4

Ingredienti:

- 2 cucchiaini di aglio in polvere
- 2 uova
- Sale e pepe nero qb
- ¾ tazza di pangrattato panko
- ¾ tazza di cocco, sminuzzato
- Spray da cucina
- 8 offerte di pollo

Indicazioni:

1. In una ciotola mescolate le uova con sale, pepe e aglio in polvere e sbattete bene.
2. In un'altra ciotola, mescola il cocco con il panko e mescola bene.

3. Immergi le offerte di pollo nel mix di uova e poi ricopri bene con una noce di cocco.

4. Spruzza i bocconcini di pollo con uno spray da cucina, mettili nel cestello della friggitrice e cuocili a 350 gradi F per 10 minuti.

5. Disporli su un piatto da portata e servire come antipasto.

Godere!

Nutrizione: calorie 252, grassi 4, fibre 2, carboidrati 14, proteine 24

Spuntino di cavolfiore di bufala

Tempo di preparazione: 10 minuti Tempo di cottura: 15 minuti Porzioni: 4

Ingredienti:

- 4 tazze di cimette di cavolfiore
- 1 tazza di pangrattato panko
- ¼ di tazza di burro, sciolto
- ¼ di tazza di salsa di bufala
- Maionese per servire

Indicazioni:

1. In una ciotola, mescolare la salsa di bufala con il burro e frullare bene.
2. Immergi le cimette di cavolfiore in questa miscela e ricoprile con pangrattato panko.
3. Mettili nel cestello della tua friggitrice e cuocili a 350 gradi F per 15 minuti.
4. Disporli su un piatto da portata e servire con maionese a parte.

Godere!

Nutrizione: calorie 241, grassi 4, fibre 7, carboidrati 8, proteine 4

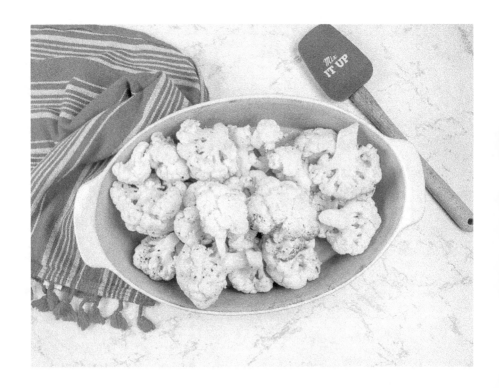

Snack alla banana

Tempo di preparazione: 10 minuti Tempo di cottura: 5 minuti

Porzioni: 8

Ingredienti:

- 16 pirottini di crosta
- ¼ di tazza di burro di arachidi
- ¾ tazza di gocce di cioccolato
- 1 banana, sbucciata e tagliata in 16 pezzi
- 1 cucchiaio di olio vegetale

Indicazioni:

1. Mettere le gocce di cioccolato in un pentolino, scaldare a fuoco basso, mescolare finché non si scioglie e togliere dal fuoco.

2. In una ciotola, mescola il burro di arachidi con l'olio di cocco e sbatti bene.

3. Versare 1 cucchiaino di miscela di cioccolato in una tazza, aggiungere 1 fetta di banana e completare con 1 cucchiaino di miscela di burro

4. Ripeti con il resto delle tazze, mettile tutte in un piatto adatto alla tua friggitrice ad aria, cuoci a 320 gradi F per 5 minuti, trasferisci in un congelatore e tienile lì finché non le servi come spuntino.

Godere!

Nutrizione: calorie 70, grassi 4, fibre 1, carboidrati 10, proteine 1

Crema Di Patate

Tempo di preparazione: 10 minuti Tempo di cottura: 10 minuti Porzioni: 10

Ingredienti:

- 19 once di ceci in scatola, scolati
- 1 tazza di patate dolci, sbucciate e tritate
- ¼ di tazza di tahini
- 2 cucchiai di succo di limone
- 1 cucchiaio di olio d'oliva
- 5 spicchi d'aglio, tritati
- ½ cucchiaino di cumino, macinato
- 2 cucchiai d'acqua
- Un pizzico di sale e pepe bianco

Indicazioni:

1. Metti le patate nel cestello della tua friggitrice ad aria, cuocile a 360 gradi per 15 minuti, raffreddale, sbucciale, mettile nel tuo robot da cucina e pulsa bene. cestino,

2. Aggiungere la pasta di sesamo, l'aglio, i fagioli, il succo di limone, il cumino, l'acqua e l'olio e frullare molto bene.

3. Salare e pepare, frullare ancora, dividere in ciotole e servire.

Godere!

Nutrizione: calorie 200, grassi 3, fibre 10, carboidrati 20, proteine 11

Snack di mele messicano

Tempo di preparazione: 10 minuti Tempo di cottura: 5 minuti
Porzioni: 4

Ingredienti:

- 3 mele grandi, private del torsolo, sbucciate e tagliate a cubetti
- 2 cucchiaini di succo di limone
- ¼ di tazza di noci pecan, tritate
- ½ tazza di gocce di cioccolato fondente
- ½ tazza di salsa al caramello pulita

Indicazioni:

1. In una ciotola, mescola le mele con il succo di limone, mescola e trasferisci in una padella adatta alla tua friggitrice ad aria.
2. Aggiungere gocce di cioccolato, noci pecan, condire la salsa al caramello, mescolare, introdurre nella friggitrice ad aria e cuocere a 320 gradi F per 5 minuti.
3. Mescolare delicatamente, dividere in ciotoline e servire subito come spuntino.

Godere!

Nutrizione: calorie 200, grassi 4, fibre 3, carboidrati 20, proteine 3

Muffin Di Gamberetti

Tempo di preparazione: 10 minuti Tempo di cottura: 26 minuti Porzioni: 6

Ingredienti:

- 1 zucca spaghetti, sbucciata e tagliata a metà
- 2 cucchiai di maionese
- 1 tazza di mozzarella, sminuzzata
- 8 once di gamberi, pelati, cotti e tritati
- 1 tazza e ½ di panko
- 1 cucchiaino di prezzemolo a scaglie
- 1 spicchio d'aglio tritato
- Sale e pepe nero qb
- Spray da cucina

Indicazioni:

1. Metti le metà della zucca nella friggitrice ad aria, cuoci a 350 gradi F per 16 minuti, lasciale raffreddare e raschia la carne in una ciotola.
2. Aggiungere sale, pepe, scaglie di prezzemolo, panko, gamberetti, maionese e mozzarella e mescolare bene.

3. Spruzza uno spray da cucina su una teglia per muffin adatta alla tua friggitrice ad aria e dividi il mix di zucca e gamberetti in ogni tazza.
4. Introdurre nella friggitrice e cuocere a 360 gradi per 10 minuti.
5. Disporre i muffin su un vassoio e servire come spuntino.

Godere!

Nutrizione: calorie 60, grassi 2, fibre 0,4, carboidrati 4, proteine 4

torta alle zucchine

Tempo di preparazione: 10 minuti Tempo di cottura: 12 minuti Porzioni: 12

Ingredienti:

- Spray da cucina
- ½ tazza di aneto, tritato
- 1 uovo
- ½ tazza di farina integrale
- Sale e pepe nero qb
- 1 cipolla gialla, tritata
- 2 spicchi d'aglio, tritati
- 3 zucchine, grattugiate

Indicazioni:

1. In una ciotola, mescolare le zucchine con l'aglio, la cipolla, la farina, il sale, il pepe, l'uovo e l'aneto, mescolare bene, formare dei piccoli polpettoni da questo composto, spruzzarli con uno spray da cucina, metterli nel cestello della friggitrice e cuocere a 370 gradi F per 6 minuti su ogni lato.

2. Servili subito come spuntino.

Godere!

Nutrizione: calorie 60, grassi 1, fibre 2, carboidrati 6, proteine 2

Barrette di cavolfiore

Tempo di preparazione: 10 minuti Tempo di cottura: 25 minuti Porzioni: 12

Ingredienti:

- 1 grande testa di cavolfiore, fiori separati
- ½ tazza di mozzarella, sminuzzata
- ¼ di tazza di albumi
- 1 cucchiaino di condimento italiano
- Sale e pepe nero qb

Indicazioni:

1. Metti le cimette di cavolfiore nel tuo robot da cucina, pulsa bene, spalma su una teglia foderata che si adatti alla tua friggitrice, introduci nella friggitrice e cuoci a 360 gradi per 10 minuti.

2. Trasferire il cavolfiore in una ciotola, aggiungere sale, pepe, formaggio, albumi e condimento italiano, mescolare molto bene, stenderlo in una padella rettangolare che si adatti alla vostra friggitrice ad aria, premere bene, introdurre nella friggitrice e cuocere a 360 gradi F per 15 minuti ancora.

3. Tagliarle in 12 barrette, disporle su un piatto da portata e servire come spuntino

Godere!

Nutrizione: calorie 50, grassi 1, fibre 2, carboidrati 3, proteine 3

Cracker al pesto

Tempo di preparazione: 10 minuti Tempo di cottura: 17 minuti Porzioni: 6

Ingredienti:

- ½ cucchiaino di lievito in polvere
- Sale e pepe nero qb
- 1 tazza e ¼ di farina
- ¼ di cucchiaino di basilico essiccato
- 1 spicchio d'aglio tritato
- 2 cucchiai di pesto di basilico
- 3 cucchiai di burro

Indicazioni:

1. In una ciotola mescolate sale, pepe, lievito, farina, aglio, pepe di Caienna, basilico, pesto e burro e mescolate fino ad ottenere un impasto.

2. Distribuire questo impasto su una teglia foderata che si adatti alla friggitrice ad aria, introdurre nella friggitrice a 325 gradi F e cuocere per 17 minuti.

3. Lasciar raffreddare, tagliare i cracker e servirli come spuntino.

Godere!

Nutrizione: calorie 200, grassi 20, fibra 1, carboidrati 4, proteine 7

Muffin alla zucca

Tempo di preparazione: 10 minuti Tempo di cottura: 15 minuti Porzioni: 18

Ingredienti:

- ¼ di tazza di burro
- ¾ tazza di purea di zucca
- 2 cucchiai di farina di semi di lino
- ¼ di tazza di farina
- ½ tazza di zucchero
- ½ cucchiaino di noce moscata, macinata
- 1 cucchiaino di cannella in polvere
- ½ cucchiaino di bicarbonato di sodio
- 1 uovo
- ½ cucchiaino di lievito in polvere

Indicazioni:

1. In una ciotola mescolare il burro con la purea di zucca e l'uovo e frullare bene.
2. Aggiungere la farina di semi di lino, la farina, lo zucchero, il bicarbonato di sodio, il lievito, la noce moscata e la cannella e mescolare bene.

3. Versalo in una teglia per muffin adatta alla tua friggitrice, introduci nella friggitrice a 350 gradi F e inforna per 15 minuti.
4. Servire i muffin freddi come spuntino.

Godere!

Nutrizione: calorie 50, grassi 3, fibre 1, carboidrati 2, proteine 2

Chips Di Zucchine

Tempo di preparazione: 10 minuti Tempo di cottura: 1 ora
Porzioni: 6

Ingredienti:

- 3 zucchine, tagliate a fettine sottili
- Sale e pepe nero qb
- 2 cucchiai di olio d'oliva
- 2 cucchiai di aceto balsamico

Indicazioni:

1. In una ciotola mescolate l'olio con l'aceto, il sale e il pepe e sbattete bene.

2. Aggiungere le fette di zucchine, mescolare per ricoprire bene, introdurre nella friggitrice ad aria e cuocere a 200 gradi per 1 ora.

3. Servire le chips di zucchine fredde come spuntino.

Godere!

Nutrizione: calorie 40, grassi 3, fibre 7, carboidrati 3, proteine 7

Snack essiccato di manzo

Tempo di preparazione: 2 ore Tempo di cottura: 1 ora e 30 minuti Porzioni: 6

Ingredienti:

- 2 tazze di salsa di soia
- ½ tazza di salsa Worcestershire
- 2 cucchiai di pepe nero in grani
- 2 cucchiai di pepe nero
- 2 libbre di manzo tondo, a fette

Indicazioni:

1. In una ciotola, mescolare la salsa di soia con pepe nero in grani, pepe nero e salsa Worcestershire e sbattere bene.

2. Aggiungere le fettine di manzo, mescolare per ricoprire e lasciare da parte in frigo per 6 ore.

3. Introduci i giri di manzo nella tua friggitrice ad aria e cuocili a 370 gradi F per 1 ora e 30 minuti.

4. Trasferire in una ciotola e servire freddo.

Godere!

Nutrizione: calorie 300, grassi 12, fibre 4, carboidrati 3, proteine 8

Ali di festa del miele

Tempo di preparazione: 1 ora e 10 minuti Tempo di cottura: 12 minuti Porzioni: 8

Ingredienti:

- 16 ali di pollo, dimezzate
- 2 cucchiai di salsa di soia
- 2 cucchiai di miele
- Sale e pepe nero qb
- 2 cucchiai di succo di lime

Indicazioni:

1. In una ciotola mescolate le ali di pollo con la salsa di soia, il miele, il sale, il pepe e il succo di lime, mescolate bene e tenete in frigo per 1 ora.
2. Trasferisci le ali di pollo nella tua friggitrice ad aria e cuocile a 360 gradi per 12 minuti, girandole a metà.
3. Disporli su un piatto da portata e servire come antipasto.

Godere!

Nutrizione: calorie 211, grassi 4, fibre 7, carboidrati 14, proteine 3

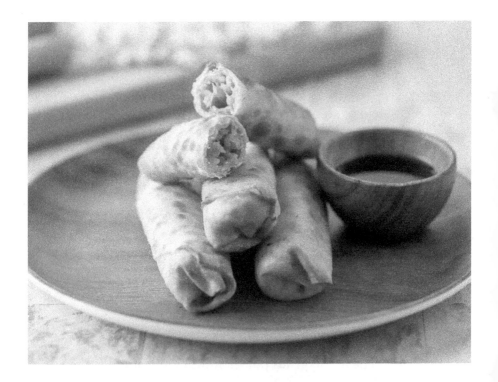

Tortini Di Salmone Del Partito

Tempo di preparazione: 10 minuti Tempo di cottura: 22 minuti Porzioni: 4

Ingredienti:

- 3 patate grandi, lessate, scolate e schiacciate
- 1 filetto di salmone grande, senza pelle, disossato
- 2 cucchiai di prezzemolo tritato
- 2 cucchiai di aneto, tritato
- Sale e pepe nero qb
- 1 uovo
- 2 cucchiai di pangrattato
- Spray da cucina

Indicazioni:

1. Metti il salmone nel cestello della tua friggitrice e cuoci per 10 minuti a 360 gradi F.

2. Trasferite il salmone su un tagliere, raffreddatelo, sfaldatelo e mettetelo in una ciotola.

3. Aggiungere il purè di patate, il sale, il pepe, l'aneto, il prezzemolo, l'uovo e il pangrattato, mescolare bene e formare 8 polpette con questo composto.

4. Metti le polpette di salmone nel cestello della tua friggitrice, condiscile con olio da cucina, cuoci a 360 gradi per 12 minuti, girandole a metà, trasferiscile su un piatto da portata e servi come antipasto.

Godere!

Nutrizione: calorie 231, grassi 3, fibre 7, carboidrati 14, proteine 4

Conclusione

La frittura ad aria è uno dei metodi di cottura più popolari in questi giorni e le friggitrici ad aria sono diventate uno degli strumenti più sorprendenti in cucina.

Le friggitrici ad aria ti aiutano a cucinare pasti sani e deliziosi in pochissimo tempo! Non serve essere un esperto in cucina per cucinare piatti speciali per te e per i tuoi cari!

Devi solo possedere una friggitrice ad aria e questo fantastico libro di cucina per friggitrice ad aria!

Presto preparerai i migliori piatti di sempre e stupirai tutti intorno a te con i tuoi pasti cucinati in casa!

Fidati di noi! Metti le mani su una friggitrice ad aria e su questa utile raccolta di ricette di friggitrice ad aria e inizia la tua nuova esperienza di cucina!

Divertiti!

CPSIA information can be obtained
at www.ICGtesting.com
Printed in the USA
BVHW062259250221
601130BV00002B/416